FACULTÉ DE MÉDECINE DE NANCY

# COURS

# DE THÉRAPEUTIQUE

## ET DE

## MATIÈRE MÉDICALE

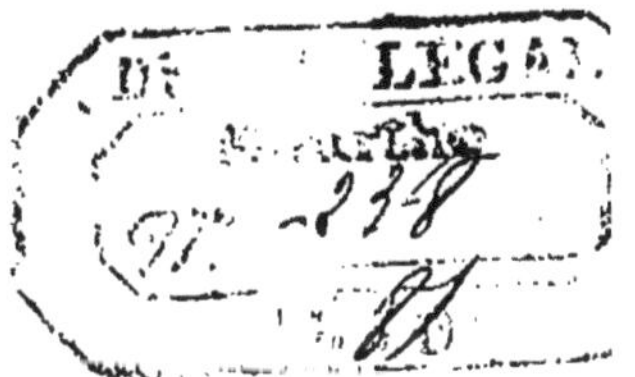

### DES FORMES MÉDICAMENTEUSES. — CLASSIFICATION


NANCY

IMPRIMERIE BERGER-LEVRAULT ET Cie

11, rue Jean-Lamour, 11

1881

FACULTÉ DE MÉDECINE DE NANCY

# COURS

# DE THÉRAPEUTIQUE

ET DE

## MATIÈRE MÉDICALE

**DES FORMES MÉDICAMENTEUSES. — CLASSIFICATION**

NANCY

IMPRIMERIE BERGER-LEVRAULT ET C<sup>ie</sup>

11, rue Jean-Lamour, 11

1881

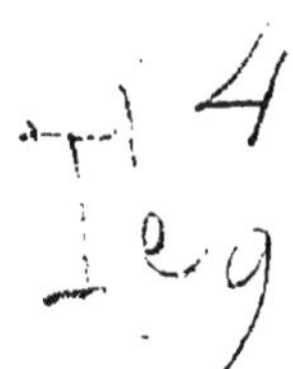

# DES

# FORMES MÉDICAMENTEUSES

On divise les formes médicamenteuses en quatre classes :

Formes solides ;
— molles ;
— liquides ;
— volatiles et gazeuses.

Chaque classe sera étudiée au point de vue de l'usage :

Formes mixtes, c'est-à-dire pour usage interne ou externe ;
Formes pour usage interne ;
Formes pour usage externe.

# Iʳᵉ CLASSE.

## Formes solides.

---

### A. FORMES MIXTES.

**1° Espèces.** — Plantes, parties de plantes, produits végétaux, substances inorganiques, le tout grossièrement divisé.

a) *Espèces pour usage interne.* — Exemple : *Espèces pectorales* (fleurs de bouillon-blanc, de coquelicot, de guimauve, de tussilage, de violette,) — officinales. — S'emploient en tisane, en infusion.

b) *Espèces pour usage externe* — Exemple: *Espèces émollientes* (feuilles de bouillon-blanc, de guimauve, de mauve, de pariétaire), — officinales. S'emploient en décoction.

**2° Poudres.** — Elles s'obtiennent à l'aide de procédés pharmaceutiques divers, par la réduction des matières premières en particules très fines. — La *pulvérisation* modifie l'état moléculaire sans altérer profondément l'action des principes actifs. — La forme poudre a l'*avantage* de représenter tous les principes contenus dans les médicaments.

On *divise* les poudres en *simples* et *composées*.

a) *Poudres pour usage interne.* — Exemple : *Poudre de digitale,* — *simple,* — *officinale.* — *Poudre de Dower* (extrait d'opium, nitre, sulfate de potas-

sium, ipécacuanha, réglisse), — *composée, officinale.*
1 gramme contient 0,09 d'extrait d'opium sec.

b) *Poudres pour usage externe.* — Exemple :
*Poudre de fleurs de tan,* — *simple,* — *officinale.*

c) *Formulation des poudres.* — Association de poudres simples ou mélange de poudres avec un extrait, une teinture, une huile essentielle. — Pour l'usage interne, le *poids* de la poudre ne doit pas, par prise, dépasser 1 gramme pour les *poudres lourdes,* et 0,25 pour les *poudres légères.* — On *formule* par *multiplication.* Exemple : poudre magistrale :

```
Pr. Camphre en poudre.
    Poudre d'ipéca âã . . . . . . . . . . .    0,10
    Soufre doré d'antimoine. . . . . . . . .    0,05
    Sucre en poudre. . . . . . . . . . . .    0,25
```
m. f. s. a. une poudre. Répétez 10 fois la dose.
Insérez dans cachets Limousin.
s. Un cachet toutes les 2 heures. (Dans la broncho-pneumonie asthénique des vieillards.)

d) *Mode d'administration des poudres.* — Confiture, pain à chanter, cachets, insufflation, sachets.

## B. FORMES SOLIDES POUR USAGE INTERNE.

3° **Saccharures.** — Poudre de sucre associée à une poudre, une teinture, une huile essentielle, un extrait. Le sucre conserve bien la préparation. — Exemple : *saccharure de lichen.*

Les saccharures se *prescrivent* ou se *formulent.*

4° **Tablettes, pastilles.** — Sucre, gomme arabique et

gomme adragante, eau et substances actives. On dessèche. — Exemple : *tablettes de baume de Tolu.* — Les pastilles se font à la bassine et sont imprégnées de principe actif. — Exemple : *pastilles de menthe.*

**5° Dragées, granules, sels effervescents granulés.** —Fabrication difficile, enrobage de sucre. — Exemple : *dragées d'ergotine, granules d'arséniate de sodium* à $0^{gr}$,001 le granule, *sels effervescents* au carbonate de lithium, dont 3 grammes contiennent $0^{gr}$,10 de carbonate.

**6° Cachets médicamenteux.** — Ils sont formés de deux petites rondelles de pain azyme renfermant, dans la partie formant cupule, une poudre. *Cachets de Limousin,* contiennent 0,30 de rhubarbe, 0,10 de sulfate de quinine, 0,02 de podophyllin. — Spécialité.

**7° Biscuits médicamenteux.** — 10 gr. de pâte de biscuit avec substance active. — Exemple : *biscuits iodurés :* 0,10 d'iodure de potassium. — Spécialité.

C. FORMES SOLIDES POUR USAGE EXTERNE.

**8° Moxas.** — Pour cautérisation ignée : lycopode, charbon, nitre, ââ 50 gr. alcool et solution gommeuse, pâte en forme de cône desséché. — Moelle de grand soleil. — Ouate nitrée.

**9° Clous fumants.** — Nitre, gomme, benjoin. — Nitre, gomme, goudron — pour vapeurs médicamenteuses.

**10° Crayons.** — Cylindres de sels caustiques. — Exemple : *nitrate d'argent.*

**11° Trochisques.** — Petites masses solides, en forme de toupie, que l'on insère dans les tissus. Peu employé. — Exemple : *trochisques au sublimé.* — On s'en sert aussi comme clous fumants.

**12° Flèches.** — Pâte de farine, eau et caustique. — Exemple : *flèche au chlorure de zinc,* pour enchevillement.

**13° Savons.** — Le savon amygdalin est le savon médicinal. — Savons d'alcaloïdes. — Exemple : *savon au chlorhydrate de morphine* (stéarate, oléate, margarate de morphine).

**14° Suppositoires.** — Savon, beurre de cacao et substance active — Exemple : *suppositoire au ratanhia,* application anale.

**15° Sparadrap.** — Pour pansements, contention (emplâtre simple, cire jaune, poix, térébenthine, gomme ammoniaque, galbanum, sagapénum, résine élémi).

**16° Papiers médicamenteux.** — Exemple : *papier Fayard et Blayn* (minium, ail, térébenthine, huile, cire. Spécialité). — *Collyres secs de Leperdriel* (spécialité). Papier non collé. — 100 centimètres carrés sont imbibés de 0,10 de substance active (sulfate d'atropine, ésérine). 1 centimètre carré représente 0,001 de substance; ce centimètre, filigrané, est divisé en 10 parties, dont chacune contient 0,0001.

**17° Coton médicamenteux.** — Exemple : *coton iodé de Mehu* (spécialité), *ouate de pin.*

**18° Médicaments dilatateurs.** — Exemple : *éponge à la ficelle, à la cire.* — *Laminaria digitata* (dont les grandes cellules absorbent très facilement l'eau).

**19° Bougies médicinales.** — Masse emplastique coulée autour d'une mèche. — Exemple : *bougie au nitrate d'argent, — au tannin.*

**20° Catgut.** — Fils antiseptiques pour ligatures. — Fil de corde à boyaux que l'on fait macérer dans : huile d'olives 100, acide phénique 20, eau 2, pendant 5 à 6 mois.

<br>

## II° CLASSE.

## Formes molles.

### A. FORMES MIXTES.

**21° Pulpes.** — Plantes ou parties de plantes fraîches dont on sépare les parties ligneuses à l'aide d'un tamis. Forme de mauvaise conservation.

a) *Pour usage interne.* — Exemple : *pulpe de tamarin, pulpe de casse.*

b) *Pour usage externe.* — Exemple : *pulpe de ciguë, — de pommes de terre.*

**22° Extraits.** — Forme provenant de l'évaporation des *sucs naturels* ou *artificiels.* Ils doivent présenter l'odeur et la saveur des plantes employées, — les extraits actifs correspondant comme activité *au quart* de la substance employée.

Lorsque le médecin ne spécifie pas, le pharmacien

doit toujours délivrer l'*extrait aqueux*, qui est moins actif.

Division des extraits :

a) *Extraits aqueux :*

α) *Avec sucs naturels* dépurés ou non. — La dépuration enlève de la chlorophylle qui retient du principe actif.

Exemple : *pour usage interne : extrait ou rob de sureau.*

Exemple : *pour usage externe : extrait de ciguë.*

β) *Avec sucs artificiels.* — Eau et substance sèche.

Exemple : *pour usage interne : extrait de gentiane.*
— *pour usage externe : extrait de ratanhia.*

b) *Extraits alcooliques.* — Alcool, alcool et eau.

Exemple : *pour usage interne : extrait alcoolique de quinquina.*

Exemple : *pour usage externe : extrait alcoolique de ciguë.*

c) *Extraits éthérés.* — Éther sulfurique et substance sèche.

Exemple : *usage interne : extrait éthéré de fougère mâle.*

Exemple : *usage externe : extrait éthéré de cantharides.*

**23° Mucilages.** — Liquide épais, gélatineux. Eau et substance gommeuse et autres.

Exemple : *pour usage interne : mucilage de gomme arabique.*

Exemple : *pour usage externe : mucilage de coings.*

## B. FORMES MOLLES POUR USAGE INTERNE.

**24° Pilules.** — La *masse pilulaire* est un mélange de poudres avec substances molles ou liquides.

Le tableau suivant indique les proportions :

| 1 GRAMME. | EAU. | ALCOOL | SIROP, MIEL. | EXTRAIT |
|---|---|---|---|---|
| Poudre végétale légère. . . . | 0,25 | » | 0,50 | 0,75 |
| Résines et gommes résines . . | » | 0,10 | 0,25 | 0,50 |
| Oxydes et sels. . . . . . . . | » | » | » | 0,25 |

Le *poids* de chaque pilule ne doit pas dépasser 0,30 ; on les *formule* par *multiplication*. — Exemple :

```
Pr. Oxyde de zinc . . . . . . . . . . . .    0,200
    Extrait alcoolique de stramoine.
      —      d'opium ââ . . . . . . . . .    0,025
```
m. f. s. a. une pilule, répétez 40 fois la dose, argentez.
s. de 1 à 8 dans les 24 heures (névralgies).

Les pilules, pour se mieux conserver et ne pas s'accoler dans la boîte qui les contient, sont *enrobées* par de la poudre de réglisse, de lycopode, par du baume de Tolu, une feuille d'argent, une feuille d'or.

Il ne faut pas les employer trop sèches et anciennes ; elles durcissent.

**25° Bols.** — Forme sphérique plus grosse, plus molle

que les pilules ; d'un poids de 0,50 à 1 gramme.
Exemple : *bols de thériaque*.

**26° Capsules, perles.** — Gomme, sucre, gélatine, jujube ; pour envelopper des substances diverses, on leur donne une forme ovoïde ou sphérique.
Exemples : *perles d'éther*.

**27° Pâtes.** — Sucre et gomme. — Exemple : *pâte de lichen*.

**28° Électuaires, opiats, confections, marmelades.** — Extraits et substances diverses mélangés en consistance molle, sans forme définie.
Exemple : *électuaire thériaque* ; bonne préparation contenant des poudres de plantes aromatiques, de l'opium, du sulfate de fer, du castoréum, etc. *Fabrication célèbre autrefois à Venise ; aujourd'hui,* le *Codex français* indique 60 substances ; celui d'*Anvers*, 20 ; celui de *Londres*, 5.
1 gramme contient 0,01 d'opium brut.

**29° Conserves.** — Sucre et substances végétales.
Exemple : *conserve de roses rouges*.

**30° Gelées.** — Gélatine pectine.
Exemple : *gelée de lichen d'Islande*.

C. FORMES MOLLES POUR USAGE EXTERNE.

**31° Pommades.** — Mélange de substances actives avec un corps gras (*axonge benzoïnée*), avec un corps mou (*vaseline*).
Exemple : pommades mercurielles officinales :

*pommade double dite onguent napolitain,* — *pommade simple* (1 p. de pommade double et 3 p. d'axonge).

**32° Cérats.** — Cire et huile.

Exemple : *cérat de Galien* ( huile d'amandes douces, cire blanche, eau distillée de roses).

**33° Onguents.** — Corps gras et résineux.

Exemple : *Onguent digestif* (térébenthine de mélèze, jaune d'œuf, huile d'olives).

**34° Glycérés.** — Amidon et glycérine ; sert d'excipient.

**35° Emplâtres.** — On les divise en :

a) *Onguents emplâtres.* Résine et principe actif. Exemple : *Emplâtre de ciguë.*

b) *Emplâtres stéaratés.* — Stéarate de plomb. Exemple : *emplâtre simple* (oxyde de plomb, corps gras) ; forme la base des emplâtres composés. — Exemple : *emplâtre de Vigo cum mercurio* (emplâtre simple, gomme ammoniaque, myrrhe, safran, styrax, huile de lavande, mercure). En malaxant les emplâtres dans l'eau, on en forme des cylindres que l'on nomme *magdaléons.*

On applique ces emplâtres en *écussons* sur du linge, de la peau, du sparadrap.

**36° Cataplasmes, sinapismes.** — Poudres avec eau, pulpes, etc., étendues sur un linge. — *Cataplasme instantané* au *Fucus crispus.* — *Sinapismes Rigollot* (spécialité.)

## IIIe CLASSE.

## Formes liquides.

### A. FORMES MIXTES.

**37° Sucs naturels.** — On désigne ainsi tout produit liquide naturel provenant d'animaux ou de végétaux.

On les divise en :

a) *Sucs aqueux.* — Eau, albumine, sels, sucre, acides. — Exemple : *suc de citron.*

b) *Sucs huileux.* — Exemple : *huile de ricin.*

c) *Sucs résineux.* — Exemple : *térébenthine citriodore.*

d) *Sucs laiteux.* — Matières cireuses, résineuses, albumine et eau. — Exemple : *suc de chélidoine ;* l'*opium* et la *scammonée* sont des sucs laiteux desséchés pour expédition commerciale.

e) *Sucs essentiels.* — Huiles essentielles, toutes formées ou provenant d'une fermentation.

Exemple : *huile essentielle de laurier-cerise.*

**38° Sucs artificiels ou solutés.** — Principes actifs dissous dans des liquides divers.

On les divise en :

a) *Solutés aqueux.* — On obtient avec l'eau des solutions, macérations, digestions (45°), infusions (100°), décoctions (cuite à l'ébullition).

Exemple : *gargarisme alumineux, décoction de rhubarbe.*

b) *Solutés alcooliques, alcoolés, teintures, alcoola-*

*tures* (si plantes fraîches); *élixir* (alcool et sucre). Ils sont *simples* ou *composés*. Le rapport de la substance à l'alcool est de 1 à 5; plus rarement, de 1 à 8.

Exemple de teinture simple, pour usage interne: *teinture de safran;* — pour usage externe : *alcoolature d'arnica.*

Exemple de teinture composée, pour usage interne : *teinture de gentiane composée* (élixir amer de Peyrilhe); — pour usage externe : *teinture balsamique* (baume du commandeur).

c) *Solutés éthérés, éthérolés, teintures éthérées.* — Mélange d'alcool et d'éther. Rapport de la substance au liquide : 1 à 5.

Exemple, pour usage interne : *teinture éthérée d'Assa fœtida;* — pour usage externe: *teinture éthérée de cantharides.*

d) *Solutés vineux, œnolés, vins.* — On se sert de vins de Bordeaux, de Bourgogne, de Malaga; on y ajoute un peu d'alcool. — Rapport de la substance au vin : de 3 à 100.

Ils sont *simples* ou *composés.*

Exemple : vin simple, pour usage interne: *Vin de quinquina;* pour usage externe : *vin de roses rouges.*

Exemple : vin composé, pour usage interne : *vin antiscorbutique;* — pour usage externe : *vin aromatique.*

e) *Solutés par vinaigre, acétolés, vinaigres.*

Exemple : vinaigres simples, pour usage interne : *vinaigre de framboises ;* — pour usage externe : *vinaigre de fleurs de sureau.*

Exemple : vinaigres composés, pour usage interne : *vinaigre d'angélique composé ;* — pour usage externe: *vinaigre antiseptique de Pennès* (spécialité).

**39° Eaux distillées.** — Se préparent par distillation ; *hydrolats.*

Exemple : usage interne : *eau distillée de laurier-cerise* ; — exemple : usage externe : *eau distillée de roses.*

**40° Alcoolats, esprits, quintessences, baumes.** — S'obtiennent par distillation.

Exemple : usage interne : *eau de mélisse des Carmes.*

Exemple : usage externe : *baume de Fioraventi* (térébenthine, résine, myrrhe, racines aromatiques, cannelle).

### B. FORMES LIQUIDES POUR USAGE INTERNE.

**41° Sirops.** — *Simples* et *composés.*

Exemple : simples : *sirop de codéine* (5 grammes ou 1 cuillerée à café contiennent 0,01 de codéine).

Exemple : composés : *sirop antiscorbutique de Portal* (racine de raifort, feuilles fraîches de cochléaria, de cresson, racine de gentiane, de garance, quinquina calisaya).

**42° Mellites et oxymellites.** — Miel, eau, miel et vinaigre.

Exemple : *Oxymel scillitique.*

**43° Boissons médicinales.**

a) *Tisanes.* — Tiennent en dissolution une très petite quantité de principes ; s'obtiennent par solution, macération, digestion, infusion, décoction.

Exemple : *tisane commune des hôpitaux* (chiendent, réglisse).

b) *Apozèmes.* — Plus actifs que les tisanes.

Exemple : *tisane de Feltz* (salsepareille, sulfure d'antimoine, colle de poisson, eau).

c) *Bières médicamenteuses.* — Rapport de la substance à la bière : 6 à 100.

Exemple : *bière antiscorbutique* (feuilles de cochléaria, racine de raifort, bourgeons de sapin, bière).

d) *Émulsions.* — Liquide lactescent.

Exemple : *émulsion d'amandes.*

e) *Limonades.* — Elles sont crues, cuites ou gazeuses. — Exemple : *Limonade citrique.*

f) *Eaux gazeuses.* — Eau chargée d'acide carbonique à 7 atmosphères, et autres gaz.

Exemple : *Eau oxyazotique lithinée* (eau chargée de protoxyde d'azote et de carbonate de lithium).

**44° Potions.** — De 120 à 150 grammes. *Looch,* potion épaissie par des principes mucilagineux.

Exemple : *looch blanc* (amandes douces et amères, sucre, gomme adragante, eau de fleurs d'oranger).

C. FORMES LIQUIDES POUR L'USAGE EXTERNE.

**45° Liniment.** — Huile et substance active.

Exemple : *liniment oléocalcaire* (huile d'olives, eau de chaux seconde).

**46° Huiles médicinales.** — Huile fixe et substance active. — Exemple : *huile de jusquiame.*

**47° Lotions, collutoires, gargarismes.** — Formes liquides appropriées à des emplois indiqués par le nom. En général, solutions ou mélanges aqueux. — Exemple : *eau végéto-minérale de Goulard* (sous-acétate de plomb, teinture vulnéraire).

**48° Fomentations.** — Température élevée, avec eau, vin, vinaigre.

**49° Embrocations.** — Huile chaude médicamenteuse ou non.

**50° Injections.** — Vésicales, uréthrales, vaginales, auriculaires, nasales, rectales ; ces dernières nommées lavement. Le lavement est évacuant à 500 gr. Il est à garder de 100 à 150 gr.

**51° Bains.**
a) *Généraux.* — Froids, chauds, 300 litres pour un bain. On y dissout des médicaments.
b) *Partiels.* — Aspersion, affusion, maniluves, pédiluves, bains de siège, douches : colonne d'eau de 2 à 4 mètres de haut, de quelques millimètres à 3 centimètres de diamètre d'ouverture du jet. La douche est descendante, ascendante, latérale, en cercle, en arrosoir. La douche écossaise est une alternance rapide d'un jet d'eau à 30° ou 52° et d'un même jet d'eau froide.

## IVᵉ CLASSE.

## Formes médicamenteuses volatiles.

On donne le nom d'atmiatrie, d'ατμος, vapeur, à la partie de la médecine qui a pour but l'emploi de substances appliquées à l'état de gaz, de vapeurs, de fumée, de liquides pulvérisés. Il y a des formes pour l'usage interne et pour l'usage externe.

**52° Formes gazeuses.** — *Oxygène* (appareil Limousin), *protoxyde d'azote; eaux hydrosulfurées*, dont le gaz est employé en inhalations. *Acide carbonique*, application cutanée et vaginale. *Oxyde de carbone*, injection vaginale.

**53° Vapeurs.**
    *Eau*, bains russes, étuves, douches.
    *Eau et substances volatiles*, bains térébenthinés.
    *Chloroforme, éther*, inhalations.
    *Brome, chlore*, fumigations, inhalations.
    *Iode, iodure d'éthyle*, fumigations, inhalations.
    *Nitrite d'amyle*, inhalations.
    *Pétrole*, inhalations.
    *Sulfure de mercure*, bougies de cinabre.

**54° Fumées.** — *Clous fumants. Cigarettes.* — Exemple : *cigarettes de Trousseau* (feuilles de stramoine, de sauge).

**55° Liquides pulvérisés.** — Pour inhalations et pour anesthésie locale.

Les appareils à pulvérisation sont variés :

*a*) Liquides pulvérisés sur un disque (*appareil de Sales-Girons*) ;

*b*) Appareil à air comprimé pulvérisant le liquide sortant par une ouverture filiforme (*hydrofère de Mathieu*) ;

*c*) Appareils à vapeur d'eau entraînant une gouttelette de liquide médicamenteux (*appareil de Sieglé*) ;

*d*) Appareils à soufflet à air (*appareil de Richardson, appareil de Galante*).

Nancy. — Imprimerie Berger-Levrault et Cie.

NANCY. — IMPRIMERIE BERGER-LEVRAULT ET C$^{ie}$.